AF395347

NOTICE MÉDICALE

SUR

LES EAUX MINÉRALES ALCALINES

DES

FONTAINES D'ESCOT

PRÈS SARRANCE

(Basses-Pyrénées).

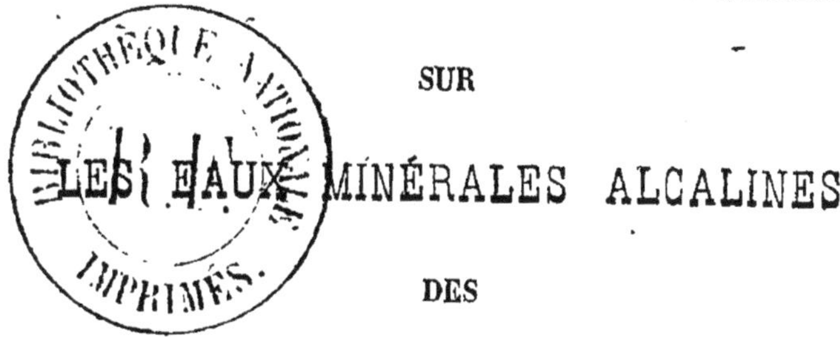

EAUX MINÉRALES
DES FONTAINES D'ESCOT

(BASSES-PYRÉNÉES).

Ces eaux étaient connues dès la plus haute antiquité. Les débris de construction que l'on rencontre près des sources attestent que sinon les Romains, du moins les habitants du pays, leurs contemporains, s'en servaient et les appréciaient.

En remontant plus près de nous, Bordeu les mentionne avec honneur ; Voici ce qu'il en dit dans son livre sur les eaux des Pyrénées. (Lettres à Mme de Sorberio, 20me lettre) : « Les eaux les
» plus connues en Aspe sont celles d'Escot, à un
» quart de lieue du village du même nom, elles
» sont le long du gave ; il y a trois sources
» assez égales et même assez abondantes ; l'eau
» en est bien limpide, un peu tiède et huileuse,
» etc ; » et plus loin : « Ces eaux sont d'un grand
» usage dans tout le pays voisin, on les emploie
» pour les tempéramments vifs et bouillants qui
» ne peuvent pas en supporter de plus actives,

» dans toutes sortes d'obstructions, pour les poi-
» trines délicates ; pour rafraichir le sang . mais
» surtout pour la néphrétique, et peu s'en faut
» qu'elles ne passent pour spécifiques pour cette
» dernière maladie ; elles ont fait rendre du gravier
» en plusieurs circonstances. — Elles sont aussi
» recommandées pour les vieilles fièvres, ou plu-
» tôt pour les embarras qui sont la cause ou la suite
» de ces fièvres si longues. »

Ce que Bordeu, se garde bien de dire avec son orgueil d'Ossalois, c'est que ces eaux n'ont pas leur équivalent en Ossau ; peut-être que l'illustre médecin, avec le peu de connaissances chimiques qui existaient à son époque, n'avait pu se rendre compte de la nature vraie des eaux des Fontaines d'Escot ; dans tous les cas, il ne pouvait les apprécier que d'après quelques courtes conversations avec quelques médecins de la Vallée d'Aspe, car l'expérience clinique personnelle de ces thermes lui faisaient absolument défaut.

Les eaux des Fontaines d'Escot sont très réputées depuis fort long-temps dans tout l'arrondissement d'Oloron et chaque année de nombreux malades, envoyés par leurs médecins, viennent y retrouver leur santé. Elles conviennent surtout à toutes les affections de l'estomac ; souveraines contre les dyspepsies, les gastralgies et les gastrites les plus chroniques, les plus rebelles, elles améliorent encore les affections organiques de l'estomac ; elles agissent de même, et avec la même efficacité, dans les maladies des intestins On sait combien dans toutes ces maladies, le symptôme constipation est pénible, combien souvent il déjoue tous les efforts des médecins ; ce n'est qu'aux prix de lavements répétés plusieurs fois par jour qu'on obtient des fragments de garde robe ; eh bien ! sous l'influence de l'usage quotidien en boisson de l'eau des Fontaines d'Escot, le cours du ventre se régularise et graduellement les malades voient s'accomplir convenablement à leur grande satisfaction, une fonction si importante. Ainsi qu'on la vu par la citation que nous avons faite de l'appréciation de Bordeu, ces eaux avaient de tout temps une grande réputation pour le traitement des affections des reins ; leur prestige, avec les années, n'a fait que s'accroître dans le cercle de pays où on les connaît ; en effet, il n'est pas de saison où un grand nombre de malades tourmentés par cette atroce infirmité ne viennent y trouver soulagement à leurs maux et guérison pour leur maladie. Il en est de même dans les inflammations de la vessie et du canal de l'urètre, dans les rétentions d'urine, etc. — Leur alcalinité et leurs propriétés diurétiques rendent compte de ces heureux effets.

Par leur action émolliente et légèrement purgative, elles sont aussi d'une grande efficacité dans les mouvements fluxionnaires trop prononcés vers les organes du bas-ventre : hémorrhoïdes, constipations, engorgements chroniques, inflammatoires de la matrice, névralgie, aménorrhée et dysménorrhée de cet organe, etc., etc.

Toutes les affections nerveuses autrefois dites essentielles, surtout celles qui s'accompagnent de phénomènes douloureux viennent trouver sinon la guérison complète, au moins un soulagement tel que les personnes atteintes par ces infirmités se considèrent comme guéries; ainsi toutes les névralgies de la tête, du ventre, etc., relèvent des eaux d'Escot.

Toute la série des maladies dartreuses surtout dans leur forme inflammatoire sont rapidement modifiées après quelques bains et quelques verres d'eau à l'intérieur.

Enfin, on sait combien est douloureuse l'évolution du sang menstruel chez certaines femmes, soit qu'il existe des pâles couleurs, soit qu'il n'en existe pas ; rien n'est comparable à l'usage des eaux d'Escot pour modifier ce fâcheux état et le faire disparaître si on les emploie pendant un temps moralement suffisant.

Deux mots en finissant sur la topographie de l'Etablissement, il est situé sur la route nationale numéro 134, dite route d'Espagne, presque à égale distance d'Oloron-Sainte-Marie et de Bedous, entre le village d'Escot et de Sarrance, à peu près à un kilomètre de l'un et de l'autre. On comprend vite tous les avantages de cette situation : facilité pour faire des promenades, soit dans la belle vallée d'Aspe, soit au chef-lieu d'arrondissement, et pour cela trois voitures publiques passent chaque jour à des heures différentes et ne prennent que des prix très peu élevés. Les promenades à pied pourront avoir pour objectif le village d'Escot et ses alentours et le village de Sarrance, siège d'une dévotion à la Vierge, l'une des plus anciennes de la France ; le roi Louis XI et la belle Marguerite de Navarre y étaient venus en pélerinage avec nombreuse suite et avec la plus grande pompe.

L'Etablissement est vaste, bien aéré, il comprend écurie et remises ; les chambres y sont cotées à des prix très-raisonnables ; on donne même des appartements où les familles peuvent faire faire la cuisine sous leurs yeux. Il y a table d'hôte tous les jours et à diverses heures pour être constamment à la disposition des baigneurs.

Voici maintenant l'analyse des bains des Fontaines d'Escot par l'illustre chimiste de Toulouse, M. le professeur Filhol.

ANALYSE
Des Eaux des Fontaines d'Escot

Par M. FILHOL, Directeur de l'Ecole de Médecine de Toulouse et Professeur de Chimie à la Faculté des Sciences de la même ville.

—

Je soussigné, directeur de l'Ecole de Médecine de Toulouse, et professeur de chimie à la Faculté des Sciences de cette ville, Officier de la Légion-d'Honneur, etc., déclare avoir analysé l'eau des sources des Fontaines d'Escot (Sarrance) et avoir obtenu les résultats suivants:

Propriétés physiques et organoleptiques :

L'eau des sources des Fontaines d'Escot, Sarrance, est limpide, incolore, inodore, sa saveur est très-légèrement styptique.

Propriétés chimiques :

Cette eau ramène légèrement au bleu la teinture du tournesol rougi. Le résidu qu'on obtient en faisant évaporer à siccité de l'Eau des Fontaines d'Escot cède à l'eau distillée une matière saline qui ramène au bleu le tournesol rougi.

Soumise à une ébullition un peu prolongée, l'eau de ces sources laisse déposer un sédiment composé de carbonate de chaux, de carbonate de magnésie, de sesquioxyde de fer hydraté et d'une trace de manganèse. En opérant sur une quantité un peu notable de ce résidu, l'on y décèle aisément la présence d'une trace d'arsenic et d'une trace de cuivre.

La portion du résidu sec obtenue par l'évaporation qui est soluble dans l'eau distillée est composée presqu'en totalité de chlorures et de sulfates à base de potasse, de soude, de chaux et de magnésie.

Soumise à la distillation, l'eau des Fontaines d'Escot produit une vapeur très-légèrement ammoniacale.

Enfin, l'analyse qualitative décèle encore dans cette eau de la silice, une matière organique qui contribue sans doute à lui donner de l'onctuosité et une quantité très-sensible d'iode.

Source Chaude.

Un kilogramme d'eau a donné $0^g,3460$ de résidu sec, chauffé à la température de 140°.

Matière Organique.

Ce résidu chauffé au rouge sombre au contact de l'air a bruni d'abord, et a repris ensuite sa teinte grisâtre. Il avait perdu 0ᵍ,0196.

Acide Carbonique.

Deux kilogrammes d'eau minérale mêlée avec un excès de chlorure de barium ammoniacal ont donné un précipité qui a été recueilli sur un filtre, lavé et séché avec soin, puis introduit dans un appareil de Fresenius et Will pour le dosage de l'acide carbonique et traité par de l'acide sulfurique en excès. Sa perte de poids due au départ de l'acide carbonique s'est élevée à 0ᵍ,3660.

Chlore.

Le dosage du chlore a été fait sur de l'eau minérale réduite par évaporation à un très petit volume. Un kilogramme d'eau a donné 0ᵍ,1887 de chlorure d'argent représentant 0ᵍ,0467 de chlore.

Acide Sulfurique.

L'acide sulfurique a été dosé par le procédé ordinairement employé par les chimistes, c'est-à-dire à l'état de sulfate de baryte. Un kilogramme d'eau a fourni 0ᵍ,2250 de sulfate de baryte, représentant 0ᵍ,0776 d'acide sulfurique.

Acide Silicique.

Cinq kilogrammes d'eau minérale acidulés par de l'acide chlorhydrique pur ont été évaporés à siccité. Le résidu sec a été chauffé à 200 degrés et, après refroidissement, on l'a épuisé par de l'eau distillée. La partie insoluble dans l'eau a été recueillie sur un filtre, puis lavée à l'eau distillée et enfin séchée et pesée. Son poids s'élevait à $0^g,0725$ ou pour un kilogramme d'eau à $0^g,0145$.

J'ai recherché avec soin si la silice provenant de l'opération précédente ne contiendrait pas des traces de baryte ou de strontiane et je n'y ai pas trouvé une quantité appréciable de ces bases.

Un essai entrepris dans le but de trouver dans cette eau des traces de fluorures a également donné des résultats négatifs.

Iode.

J'ai pu au contraire déceler facilement l'existence de l'iode dans l'eau des Fontaines d'Escot en la faisant évaporer à siccité après addition de bicarbonate de potasse pur, épuisant le résidu par de l'alcool bouillant, faisant évaporer la solution alcoolique, reprenant le nouveau résidu par quelques gouttes d'eau distillée et y ajoutant de la colle d'amidon et une goutte d'acide azotique

pur. Un kilogramme d'eau suffisait pour obtenir
un résidu donnant à la colle d'amidon une belle
coloration bleue.

Chaux.

La chaux a été précipitée à l'état d'oxalate et
dosée à l'état de carbonate. Un kilogramme d'eau
a donné 0^g,1548 de carbonate de chaux, représentant
0^g,0867 de chaux.

Magnésie.

La magnésie a été dosée à l'état de pyrophos-
phate, un kilogramme d'eau a donné ainsi 0^g,0171
de magnésie.

Fer.

Le fer a été dosé à l'état de sesquioxyde et séparé du manganèse par le succinate d'ammoniaque.
Un kilogramme d'eau minérale a fourni 0^g,0030 de
sesquioxyde de fer.

Je n'ai pas pu constater dans cette eau l'existence du nickel ni du cobalt.

Alcalis.

Les alcalis ont été dosés à l'état de chlorures
et le chlorure de potassium a été séparé du chlorure de sodium à l'état de chloroplatinate. J'ai
obtenu ainsi pour un kilogramme d'eau minérale,
0^g,0115 de potasse et 0^g,0303 de soude.

Lithine.

L'existence de la lithine a été reconnue au moyen
du spectroscope.

Arsenic.

L'arsenic a été décélé par l'appareil de Marsh.
En résumé, un kilogramme d'eau de la source
chaude a donné :

Acide carbonique	$0^g,1830$
— sulfurique	0, 0776
— silicique	0, 0145
Chlore	0, 0467
Iode	Traces.
Arsenic	id.
Chaux	0, 0867
Magnésie	0, 0171
Potasse	0, 0115
Soude	0, 0408
Sesquioxyde de fer	0, 0050
Oxyde de manganèse	Traces.
Matière organique	0, 0196
Ammoniaque	0, 0005
Lithine	Traces.
TOTAL	$0^g,5030$

Ces éléments me paraissent devoir être combinés ainsi qu'il suit :

Acide carbonique libre............	$0^g,1028$
Bicarbonate de chaux............	0, 0830
— de magnésie............	0, 0440
— de protoxyde de fer.....	0, 0050
— de protoxyde de manganèse	Traces.
Lithine.......................	id.
Chlorure de sodium............	0, 0770
Iode..........................	Traces.
Arsenic.......................	id.
Sulfate de chaux............	0, 1320
Silicate de potasse............	0, 0260
Matière organique	0, 0196
Ammoniaque...................	0, 0005
TOTAL............	$0^g,4900$

L'analyse de l'eau de la source froide a été conduite comme l'analyse de l'eau de la source chaude. Les résultats ont été les suivants :

EAU UN KILOGRAMME.

Acide carbonique libre.........	$0^g,0900$
Bicarbonate de chaux...........	0, 1109
— de magnésie	0, 0457
— de protoxyde de fer.....	0, 0040

— de protoxyde de manganèse	Traces.
Lithine....................	id.
Chlorure de sodium............	0, 0624
Iode......................	Traces.
Arsenic...................	id.
Sulfate de chaux............	0, 1220
Silicate de potasse..........	0, 0240
Matière organique............	0, 0152
Ammoniaque................	0, 0005
TOTAL	0ᵍ,4747

Je dois ajouter pour compléter les détails qui précèdent que le sédiment que l'eau minérale laisse déposer quand on la fait bouillir pendant quelque temps se redissout dans l'acide chlorhydrique étendu en répendant une odeur bitumineuse bien tranchée. La roche calcaire dans laquelle la source jaillit est un calcaire fétide, légèrement bitumineux qui communique sans doute cette propriété à l'eau minérale.

L'eau des Fontaines d'Escot (Sarrance) est donc une eau saline très-légèrement ferrugineuse, arsenicale et chargée d'une trace de cuivre, enfin elle est aussi légèrement bitumineuse et iodée. Les substances actives que cette eau tient en dissolution en très-petite quantité permettent de se rendre compte des bons effets qu'elle produit dans le traitement de diverses maladies.

Toulouse, le 15 février 1874.

Signé : FILHOL.

Nous ferons suivre cette analyse de quelques observations sur les cas types des maladies auxquelles conviennent nos eaux. — Nous devons ces observations à l'obligeance de médecins du pays qui les emploient chaque jour et qui, par suite, sont à même de les bien apprécier.

OBSERVATION I. — GASTRALGIE CHRONIQUE.

M. E...... propriétaire à Escot, est affecté depuis une vingtaine d'années d'une gastralgie avec vomissements glaireux et souvent alimentaires, douleurs vives aux creux épigastrique, amaigrissement consécutif, etc. Les divers traitements mis en usage parviennent bien à modérer les crises ; mais rien n'est comparable à l'eau d'Escot en boisson. Ce malade reprend son appétit, ses forces, son embonpoint, et à la condition d'aller deux fois par an aux eaux, il passe l'année d'une manière très-satisfaisante.

OBSERVATION II. GASTRO ENTÉRITE CHRONIQUE.

M. M...... de Sarrance, a vu depuis un an diminuer son appétit, ses forces ont disparu, il a souvent des vomissements et des renvois acides, souvent aussi le peu d'aliments que le malade peut prendre sont rejetés au milieu de vives souffrances localisées dans les régions épigastriques et abdominales; il existe des alternatives de diarrhée et de constipation. — Au moment où nous voyons M......, pour la première fois, il nous raconte tout ce qui précède en ajoutant qu'il a été soldat, qu'il avait contracté au service des habitudes alcooliques continuées jusqu'à ces derniers temps. — M...... est couché sur le dos, la face est crispée et porte l'empreinte de vives souffrances; nous arrivons pendant une crise aigüe, la langue est recouverte uniformément d'un enduit blanchâtre assez épais, elle est rouge sur les bords; le pouls petit est contracté et compte de 80 à 90 pulsations; la peau est moite, sa température n'est pas très-élevée. — A l'examen de l'épigastre et du ventre, nous trouvons un peu de ballonnement, de la sensibilité très-vive surtout au creux épigastrique; l'exploration la plus attentive ne nous fait découvrir aucune tumeur; il n'y a du reste jamais eu de vomissements spécifiques. — Rien au foie ni à la rate : constipation, anorexie absolue, vomissements acides, provoqués dès qu'on ingère un aliment liquide ou solide; sous l'influence d'une médication appropriée, cet état aigu s'améliore, mais le malade vomit encore plusieurs fois par jour et il reste tout le cortége de symptômes des altérations chroniques de muqueuse gastro-intestinale. — Après un mois de traitement en boisson de l'eau des fontaines d'Escot, la scène change complètement; les vomissements ont cessé, l'appétit est revenu, le malade supporte non-seulement le laitage, mais encore le bouillon, les œufs et la viande. Les eaux furent continuées à domicile pendant tout l'hiver, il y eut bien quelques petites crises, mais le malade continuant à se soumettre à un régime sévère, il y a plus de deux ans qu'il ne ressent plus d'attaques de la maladie.

OBSERVATION III. — GASTRALGIE CHRONIQUE.

M. S...... gendarme à Bedous, souffre depuis plus de six mois de l'estomac. Douleurs sourdes à l'épigastre, vomissements fréquents acides ou alimentaires, anorexie, amaigrissement. Les divers traitements employés ne produisent qu'une amélioration passagère. — Saison d'un mois à Escot. — Guérison complète qui ne s'est pas démentie depuis un an.

OBSERVATION IV. — CANCER INTESTINAL EN PLAQUES.

Nous ne donnerons pas cette observation dans tous les détails, parce que nous n'avons pas la prétention de faire guérir les affections organiques par les eaux des Fontaines d'Escot. — Seulement disons que le malheureux malade qui fait l'objet de cette observation était cruellement tourmenté par une constipation opiniâtre alternant avec une diarrhée composée en grande partie de mucosités, de pus, de sang et de matières alimentaires mal digérées. Les eaux d'Escot combattirent avantageusement ces divers symptômes, le cours du ventre devint plus régulier et l'amélioration de ce côté persista jusqu'aux derniers moments. — Ce malade succomba à la cachexie.

OBSERVATION V. — GRAVELLE.

M. S........ souffrait depuis quelque temps d'un lumbago que ni vésicatoires volants ni frictions appropriées n'avaient pu enlever. — Je le vois aux Fontaines d'Escot où il était venu de son propre mouvement. L'examen des urines me fait découvrir l'existence du sable urique. Plusieurs pierres par jour d'eau minérale. L'excrétion du sable continue abondamment une huitaine de jours pour diminuer ensuite et s'arrêter enfin après une quinzaine de jours. Lorsque S.... se retire, je lui fais emporter de l'eau d'Escot, en

j'appris plus tard que de temps à autre, il rendait
encore du sable, mais que les souffrances étaient
nulles ou à peu près inappréciables.

OBSERVATION VI — TUMEURS HÉMORRHOÏDALES VOLUMINEUSES.

M. C..... d'Aydius, est atteint depuis de longues
années d'hémorrhoïdes ayant acquis un très grand
volume ; lorsqu'elles sont le siége d'une fluxion, le
malade éprouve des douleurs très-vives; il n'est sou-
lagé que lorsqu'il se produit un écoulement sanguin
parfois très-abondant ; à cet écoulement succède
une suppuration parfois assez prolongée. — M. C....
est empêché de se livrer au travail tant que durent
ces crises. — On comprend sans peine que sous l'influence de la répétition fréquente des phénomènes
que nous venons d'énumérer il survienne un état
anémique des plus prononcés. — Aussi la physio-
nomie de notre malade a-t-elle beaucoup de rap-
port avec celle des femmes qui viennent d'éprouver
une perte utérine considérable.

L'usage des eaux d'Escot modère chaque année
les troubles hémorrhoïdaux. Après quelques bains
et quelques verres d'eau en boisson, les tumeurs
diminuent de volume, les douleurs disparaissent et
le cours du ventre se rétablit. Depuis plus de dix

ans; elles n'ont jamais manqué leur effet salutaire sur ce malade.

OBSERVATION VII. — HYPERTROPHIE DE LA PROSTATE, CATARRHE CHRONIQUE DE LA VESSIE, CONSTIPATION HABITUELLE.

M. L.... S.... d'Ossé, atteint depuis de longues années de ces affections se trouve on ne peut mieux de l'eau d'Escot en boisson et en bains. Les urines deviennent plus claires, la mixtion est plus facile les douleurs et la constipation disparaissent.

OBSERVATION VIII. — TROUBLES NERVEUX CHRONIQUES DE LA MATRICE.

Madame P.... d'Oloron, a eu quatre accouchements assez rapprochés; le dernier remonte à dix-huit ans ; depuis cette époque, il est resté des douleurs parfois assez violentes dans la région utérine ; — il n'existe du reste aucun autre signe pouvant autoriser à soupçonner autre chose qu'une névrose de l'utérus. — Quoi qu'il en soit, cet état purement nerveux suffisait pour empoisonner l'existence de Madame P..... et l'empêchaient de se livrer aux soins intérieurs de son ménage. Les diverses médications, même les eaux d'autres régions avaient été impuissantes. Les sources d'Escot améliorièrent d'abord et finirent plus tard par faire disparaître tous ces symptômes ; — Aussi Madame P.... leur a-t-elle voué une grande reconnaissance ; — elle me dit quand je la vois dans l'Etablissement : « Ici je me sens revivre. »

OBSERVATION IX. — HYPERESTHÉSIE GÉNÉRALE DE LA PEAU, TREMBLEMENT NERVEUX DES MEMBRES TRÈS-INTENSE.

M. B..... d'Urdos, est affecté de ces troubles nerveux depuis longues années, la sensibilité de la peau est telle que le moindre contact détermine des douleurs très-vives ; le tremblement est survenu longtemps après l'hyperesthésie. Il y a une constipation opiniâtre et de l'anorexie. — L'examen le plus attentif ne me permet pas de localiser l'affection en un point déterminé de la moëlle épinière. Rien d'anormal dans les autres organes.

Une saison de un mois à Escot détermine une amélioration des plus marquées ; le malade, quoique craignant le froid, passe un hiver relativement très-heureux.

OBSERVATION X. — POUSSÉES AIGUES DE PSORIASIS GUTTATA.

Madame L..... de Sarrance, emploie chaque fois qu'elle éprouve ces accidents l'eau des sources d'Escot et chaque fois, la peau reprend ses caractères normaux, en sorte que je n'hésite pas à dire que si

elle prenait toutes les années un certain nombre de
bains, elle préviendrait beaucoup de manifestations
de la diathèse dont elle est atteinte. — Au lieu d'agir
ainsi, elle attend toujours qu'une manifestation assez
forte se soit produite avant de recourir au moyen qui
la soulage toujours.

Nous pourrions reproduire un grand nombre d'observations semblables se reportant au Lichen, à l'Ec-
zéma, etc., mais dans tous les cas, nous aurions à
répéter la même chose; quelques bains nettoient la
peau et font disparaître l'accident dartreux extérieur,

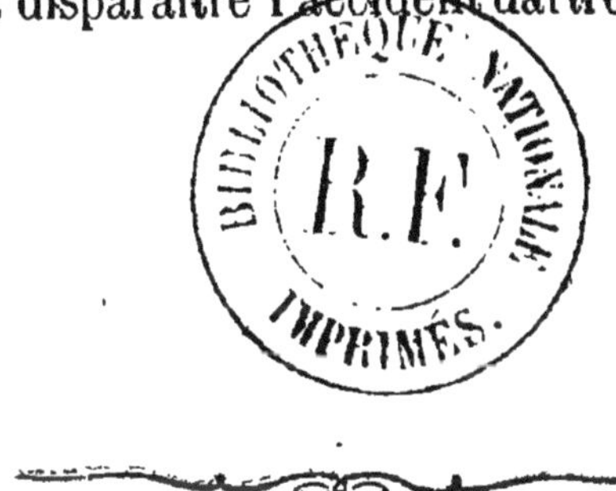